www.ingramcontent.com/pod-product-compliance
Lightning Source LLC
Chambersburg PA
CBHW072158170526
45158CB00004BA/1700
* 9 7 8 1 0 7 9 7 1 8 3 5 5 *